DU TRAITEMENT

des Maladies

DES

VOIES RESPIRATOIRES

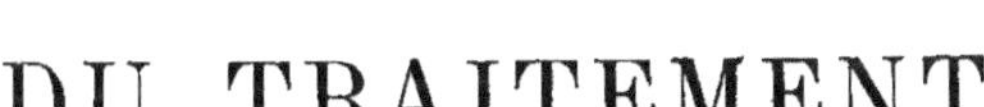

PAR LES INHALATIONS DES LIQUIDES PULVÉRISÉS

ET DES VAPEURS

PAR

Charles BELOT DE REGLA

Docteur en médecine de la Faculté de Paris, de la Faculté des sciences médicales
de Madrid, de l'Université de Leipzig

PRIX : UN FRANC

PARIS

IMPRIMERIES RÉUNIES

2, RUE MIGNON, 2

1883

DU TRAITEMENT

DES MALADIES

DE-

VOIES RESPIRATOIRES

DU TRAITEMENT

DES MALADIES

DES

VOIES RESPIRATOIRES

PAR LES INHALATIONS DES LIQUIDES PULVÉRISÉS
ET DES VAPEURS

PAR

Charles BELOT DE REGLA

Docteur en médecine de la Faculté de Paris, de la Faculté des Sciences
médicales de Madrid, de l'Université de Leipzig

PRIX : UN FRANC

PARIS

IMPRIMERIES RÉUNIES

2, RUE MIGNON, 2

1883

Ces lignes ne sont pas écrites à un point de vue scientifique ; elles ne disent rien qui ne soit connu du monde médical ; leur but est de vulgariser le traitement des affections des voies aériennes par les inhalations de substances médicamenteuses pulvérisées.

Cette méthode, toute française d'origine, a dépassé les frontières ; elle est en grande estime à l'étranger, où on l'applique souvent et avec profit. En France, ce n'est que dans les stations thermales qu'on emploie ce procédé, pour traiter les maladies de la gorge ; et on ne se sert, dans ce cas, que des eaux de la localité. Dans les villes, on ne se sert que de petits pulvérisateurs portatifs qui, quoique rendant de grands services, sont souvent insuffisants en raison du manque de force de l'agent pulvérisateur. Il y avait donc une lacune que j'ai essayé de combler en faisant, dans mon cabinet, une installation au moyen de laquelle je puis employer ce traitement de la manière la plus parfaite ; il y fonctionne depuis plus de dix ans, sans interruption, et il a rendu les plus grands services.

Les progrès de la physique et de la chimie ont exercé une influence très grande sur le traitement des affections des voies respiratoires. Des lésions, contre lesquelles il n'était pas possible d'agir autrement que par la voie indirecte de l'estomac, sont devenues accessibles à des moyens physiques, et on les guérit facilement en faisant pénétrer les médicaments jusqu'au point lésé.

Ceci a donné à cette branche de la thérapeutique une certitude mathématique qui, en général, lui fait défaut. On obtient ces résultats au moyen de la pulvérisation des liquides médicamenteux. Les agents pulvérisateurs sont l'air comprimé et la vapeur. Je donne la préférence à ce dernier que je considère plus pratique et facile à manier.

L'expérience nous apprend que les substances pulvérisées pénètrent dans les bronches, que les membranes muqueuses qui tapissent les poumons possèdent une grande force d'absorption, que les gaz et les vapeurs pénètrent aisément dans le sang, trois vérités aujourd'hui hors de doute.

Mettre à profit ces données devenues des lois, c'est rendre un immense service à la thérapeutique et faire grand bien aux malades.

Dans les stations thermales, elles sont mises en pratique ; mais chaque station ne peut se servir et ne se sert que du produit dont elle dispose. Au moyen de l'installation que je possède, je puis appliquer toutes les substances médicamenteuses, de quelque nature qu'elles soient, venant ainsi en aide d'une manière efficace au traitement thermal, et mettant à même de le suivre ceux qui, par la nature de leurs occupations ou par d'autres causes, sont dans l'impossibilité de se déplacer pour aller aux eaux.

L'acte de la respiration a pour but de mettre en contact, dans le poumon, une certaine quantité de sang avec une suffisante quantité d'air, qui doit fournir aux globules la somme nécessaire d'oxygène pour le fonctionnement physiologique de l'organisme. L'aliment essentiel du sang se trouve donc dans l'air qui pénètre dans le le poumon pendant l'acte respiratoire ; plus il entrera d'air dans le poumon à un moment donné et plus cet acte sera parfait. Si, par une cause quelconque, les voies par lesquelles l'air pénètre dans le poumon venaient à être obstruées et qu'il arrive moins d'air que la quantité normale voulue pour vivifier le sang, il est clair que celui-ci s'appauvrira, que le fonctionnement de la circulation laissera à désirer, et la conséquence forcée en sera l'anémie générale. Tout empêchement au fonctionnement respiratoire est donc une cause certaine d'anémie.

Pour combattre avec succès cet appauvrissement du sang, résultant des respirations défectueuses, j'ai établi des appareils au moyen desquels je réagis sur les causes qui le déterminent et sur l'effet produit, c'est-à-dire sur l'anémie. En faisant respirer de l'air oxygéné, je vivifie le sang, et la gymnastique pulmonaire que le malade est forcé de faire pour que le mélange oxygéné arrive dans le poumon élargit les conduits par lesquels il pénètre, augmente la cavité thoracique et la capacité pulmonaire. Par ce moyen, je combine le traitement local de la lésion avec le traitement de l'anémie qui en est le résultat. Il est donc évident qu'en faisant suivre en même temps aux malades le traitement des inhalations de substances pulvérisées avec celui des respirations d'air oxygéné au moyen de la gymnastique pulmonaire, je leur rends un service réel qu'ils ne peuvent trouver par aucun autre moyen, ce que je tiens à constater et ce que j'essaie de démontrer dans cette brochure.

DU TRAITEMENT

DES MALADIES

DES

VOIES RESPIRATOIRES

L'usage des inhalations requiert un apprentissage. Pour que le liquide pulvérisé pénètre et puisse dépasser la gorge, plusieurs séances sont nécessaires pour acquérir l'habitude. Souvent, en effet, il arrive que des malades se plaignent de ne trouver aucune amélioration dans leur état et attribuent cet insuccès au traitement, quand ils ne doivent s'en prendre qu'à eux-mêmes et à leur ignorance du maniement de l'appareil; le liquide pulvérisé s'arrête dans la bouche; la langue, s'épaississant à son milieu et se courbant en dos d'âne, obstrue le passage et le liquide pulvérisé se condense et est rejeté par le malade.

Pour bien faire pénétrer la pulvérisation, il faut être assis à une telle hauteur que le jet soit placé en face de la bouche, qui doit être largement ouverte, la langue légèrement sortie, aplatie de manière à ce que le conduit de la bouche au larynx soit entièrement droit; la tête doit être légèrement renversée en arrière, le menton un peu relevé. Dans cette position, le jet arrive dans la gorge et, en faisant des mouvements respiratoires profonds et prolongés, le liquide pulvérisé pénètre jusqu'à l'épiglotte et, une fois là, il ne rencontre plus d'obstacle, car la glotte est ouverte pendant la respiration naturelle de quatre à cinq lignes et elle s'augmente encore d'une ligne pendant la respiration profonde; la pratique fait qu'on s'habitue bientôt. Souvent, dès la première séance, on acquiert la manière de faire; d'autres, moins habiles, ont besoin de plusieurs séances. Une fois que le malade a acquis le degré d'habitude nécessaire pour bien faire, il n'est pas possible de nier les avantages immenses de ce moyen de traitement. Le médicament dissous dans le liquide est divisé à l'infini, puisqu'il est réellement atomisé, il se mélange à la vapeur : sous cette forme, il reste pendant un certain temps en contact avec la membrane muqueuse et est instantanément absorbé. Pendant tout le temps que le médicament est en contact avec la partie lésée, il agit sur celle-ci comme topique et cette action locale dure pendant toute la durée de la séance, qui peut être prolongée à volonté et répétée plusieurs fois par jour, en cas de besoin. Ainsi donc, avec la pulvérisation, nous obtenons un double effet : d'abord un effet local, le médicament agissant comme topique; et ensuite, un effet général, par l'absorption de la substance mise en usage et dont le contre coup est ressenti par tout l'organisme; chaque particule, chaque atome de médicament qui se renouvelle continuellement, agit d'une manière bienfaisante pour le malade.

La température à laquelle le médicament peut être administré n'est pas la même pour tous; elle varie, et on obtient le degré voulu en se rapprochant ou en s'éloignant de l'appareil. Lorsque l'affection qu'on traite est localisée dans le nez, on fait alternativement arriver le médicament dans les narines ou dans la gorge.

Si on compare ce traitement avec celui qui est généralement en usage, on ne tarde pas à se convaincre de son immense supériorité. En effet, que fait-on avec les cautérisations des fosses nasales, du pharynx, du larynx, des cordes vocales, si ce n'est empirer le mal et mettre le malade dans de plus mauvaises conditions? Il ne se passe pas de jour que je n'aie à traiter des victimes de cette méthode; il faut être bien habile et avoir la main bien sûre pour arriver, avec l'instrument, sur le point même que l'on veut atteindre et cela à des profondeurs où souvent la vue ne pénètre pas; puis, en admettant qu'on ait le bonheur de posséder ce degré d'habileté, est-on maître de l'action du médicament avec lequel on a cautérisé, une fois qu'on en a fait usage ? Si c'est un liquide surtout, est-on certain qu'il ne s'en écoule que juste la quantité voulue et qu'il n'en tombe pas à côté? Si c'est un caustique solide peut-on empêcher que son action mordante se propage au delà du point qu'on a voulu atteindre? Est-on toujours maître de dominer l'inflammation qui doit nécessairement se produire après l'application du caustique, peut-on toujours l'empêcher de se propager de proche en proche? de produire des dégâts irréparables dans les parties saines et d'empirer l'état du malade?

Le nombre de malades victimes de ce traitement ne se compte pas. En admettant qu'ils se soient adressés aux plus habiles et aux plus expérimentés, il n'est pas toujours au pouvoir de ceux-là d'arrêter l'action du médicament employé et de la circonscrire au point lésé. Pareil reproche ne peut être fait au traitement par les inhalations; là, le médecin domine toujours la médication; l'action du médicament peut être contrôlée, et le médicament bien dosé ne dépasse pas le but qu'on se propose, il agit pendant longtemps, d'une manière efficace et durable. Bon nombre d'orateurs et de chanteurs, ayant perdu l'usage de leur organe par suite des cautérisations des cordes vocales, l'ont retrouvé avec les inhalations.

L'arbre aérien commence par le nez et la bouche et finit avec les alvéoles pulmonaires; l'air arrivant par le nez ou par la bouche pénètre dans les fosses nasales, le pharynx, le larynx, la trachée, les bronches et les petites bronches avant d'arriver aux alvéoles pulmonaires. Chaque partie peut être atteinte séparément et devenir un obstacle à l'entrée de l'air dans le poumon; il n'y a donc pas d'affection légère, lorsqu'il s'agit de maladies des voies respiratoires; aucune ne doit être négligée. Si, par une cause quelconque, le nez vient à être obstrué, on est forcé de respirer par la bouche, et cette façon de respirer peut avoir des suites fâcheuses, car, lorsqu'on respire par la bouche, la gorge se dessèche, la membrane muqueuse qui tapisse les organes n'étant pas suffisamment humectée, empêche l'air de glisser aisément, de pénétrer dans les poumons qui, ne recevant pas la quantité d'air voulue, ne se dilatent pas dans toute leur étendue; la conséquence naturelle est le resserrement de la cavité pectorale, de la poitrine, qui devient plus étroite. Pour peu que ces phénomènes se produisent dans l'enfance, que l'enfant lui-même soit prédisposé à la faiblesse, à l'anémie, on conçoit facilement que, par manque d'air, l'organisme ne se développe pas. Le sang ne recevant pas la quantité d'air indispensable pour la nutrition ne peut pas, à son tour, fournir aux organes l'aliment qui leur est si nécessaire; de là l'affaiblissement général de tout l'individu, le rachitisme, l'anémie, la chlorose, et, ce qu'il y a de plus terrible, la prédisposition à la tuberculose, à la phtisie dans l'avenir.

Il n'y a donc pas de lésions légères des organes de la respiration, surtout dans l'enfance, où un rhume négligé peut être le commencement de la désorganisation. A cette époque de la vie, un peu de soins, une bonne hygiène éviteraient bien des malheurs pour plus tard; on aurait moins d'anémiques et, par conséquent, moins de phtisiques; le microbe de la phtisie ne trouverait pas un terrain propre pour son développement; la prédisposition qui est la cause réelle des maladies n'existerait pas.

Des maladies du nez.

Les maladies qui affectent l'organe nasal ont été et sont encore fort négligées : c'est un grand tort, si l'on considère que les narines et les fosses nasales concourent au fonctionnement de l'acte le plus important de la vie, la respiration; qu'elles participent à la phonation et qu'elles sont le siège de l'olfaction. La moindre anomalie de conformation, le moindre état pathologique de cet organe fait sentir le contrecoup sur l'une ou l'autre de ces fonctions. C'est surtout dans l'enfance, à l'âge de formation et de développement de l'organisme, qu'il faut porter toute son attention sur les différents états pathologiques qui peuvent en être le siège. Telle maladie qui ne sera pas arrêtée dès son début, faute de soins hygiéniques, deviendra la cause de lésions sérieuses de tous les organes de la respiration. La voie naturelle pour l'entrée de l'air étant obstruée, l'enfant respire par la bouche; pendant le sommeil, la membrane muqueuse de la gorge se sèche, ainsi que les mucosités qui descendent du nez dans la gorge; l'étroit passage qui existe entre la langue et le palais se rétrécit davantage; la quantité d'air, qui, pendant les inspirations profondes qui ont lieu pendant le sommeil, doit pénétrer dans le pharynx et le larynx, ne peut pas le faire avec la vitesse voulue, parcequ'elle trouve un plus grand obstacle à franchir; l'inspiration et l'expiration en souffrent à la fois et plus particulièrement l'expiration. Lorsque les narines sont oblitérées, l'enfant est gêné pendant qu'il prend sa nourriture, il avale vite, parce qu'il étouffe, ne mâche pas les aliments et de là, la source de maladies des voies digestives. La difficulté avec laquelle l'air pénètre par les fosses nasales est bien trop souvent la cause unique d'états pathologiques éloignés, tels que l'emphysème, l'asthme. Les poumons de ces jeunes êtres ne recevant pas la quantité d'air indispensable aux phénomènes de nutrition du sang, celui-ci s'appauvrit et de là anémie générale, défaut de développement de tous les tissus, rachitisme. Si, en même temps, il y a un gonflement des glandes du pharynx, une hypertrophie des amygdales, qui rendent encore plus difficile la libre circulation de l'air, l'atrophie générale fera des progrès bien plus considérables encore et l'organe pulmonaire ne fonctionnant pas, n'étant pas suffisant à l'entretien, le thorax ne se développe pas, les petits os restent mous, et de là, les déviations de la colonne vertébrale, la dépression du thorax, le développement du sternum en forme de poitrine d'oiseau. Les difformités qu'on constate chez des enfants et qu'on attribue aux soi-disants états scrofuleux sont, la plupart du temps, occasionnées par la difficulté avec laquelle l'air pénètre dans les organes respiratoires, et un traitement rationnel soulage toujours cet état et le guérit très souvent.

Par le traitement combiné des inhalations et des exercice s gymnastiques pulmonaires au moyen de mon appareil pneumo-thérapique, j'ai souvent guéri des déviations de la colonne vertébrale et des difformités du thorax qui n'avaient cédé devant aucune autre médication.

Catarrhe aigu du nez. — Rhinite aiguë.

Cet état, bien connu de tout le monde, commence par des frissons, sensation de froid entre les épaules, éternuements suivis, narines bouchées, chatouillement du nez et de la gorge, etc., cède facilement aux inhalations de dissolution de chlorate de potasse, avec quelques gouttes de teinture d'aconit, d'arnica, d'opium.

Catarrhe chronique.

Le catarrhe chronique du nez est une des maladies les plus répandues et à laquelle on fasse le moins attention. Tant qu'elle est simple, on ne s'en préoccupe pas ; mais, lorsqu'elle est négligée, cet état peut s'aggraver et produire des complications qui deviennent sérieuses. Tantôt le catarrhe est sec, avec oblitération complète des narines. D'autres fois, au contraire, un fluide épais, jaunâtre, d'une odeur douceâtre, s'écoule des narines en abondance ; ce liquide est parfois tellement âcre qu'il ulcère le bord des narines, de la lèvre supérieure ; il se forme des croûtes jaunâtres épaisses, surtout chez les enfants mal soignés, peu propres.

Pour combattre la forme sèche, on fera usage d'inhalations d'une infusion de tilleul, ou bien d'une décoction de guimauve et pavot qui la feront bientôt disparaître.

Il n'en est pas de même de la forme humide, qui demande plus de temps. Il faut s'adresser aux astringents tels que la dissolution d'alun, d'acétate de plomb, de tanin. Un traitement de huit jours fait disparaître des maux de longue durée.

Punaisie. — Ozène.

Cette affection, qui est la plus terrible des maladies du nez et la plus difficile à guérir, est caractérisée par une extrême fétidité de l'haleine des gens qui en sont atteints. Souvent d'origine syphilitique, scrofuleuse, elle accompagne aussi l'arthritisme et l'herpétisme. Toujours je l'ai vue être la conséquence d'affections négligées de longue date. Chez l'enfant elle passe inaperçue, et ce n'est qu'à la période de développement qu'on se rend compte de sa présence. Toujours je l'ai vue compliquant l'anémie ou les maladies consomptives, telles que cancer, diabète, etc.

De tous les moyens mis en usage pour combattre la punaisie, les inhalations doivent avoir la préférence, parce que avec elles seulement, on peut arriver à atteindre le siège de la lésion.

Les médicaments qui m'ont donné les meilleurs résultats sont : la liqueur de Van Swieten, l'iodure de potassium, le brome, l'azotate d'argent, le sulfure de potasse et les astringents, tant végétaux que minéraux.

La première des choses à faire, c'est de combattre la cachexie individuelle : deux fois j'ai guéri une punaisie de longue date avec le deutochlorure de mercure en inhalations sous la forme de liqueur de Van Swieten ; mais toujours le traitement est long et difficile. On devra simultanément faire suivre le traitement local et le traitement général. Le traitement ordinaire, qui consiste en cautérisations, introduction de substances caustiques et corrosives au moyen de tampons d'ouate imbibés dans ces médicaments, injections, douches, reste le plus souvent sans résultat et ne produit qu'une amélioration passagère, tandis qu'au moyen des inhalations on guérit positivement, lorsque l'affection générale qui vient compliquer la maladie locale n'est pas par trop avancée.

Ulcérations du nez.

Ces ulcérations entretenues le plus souvent par un vice arthritique, herpétique ou syphilitique cèdent difficilement au traitement par les cautérisations, surtout lorsqu'elles sont placées assez profondément pour rendre cette opération pénible. Le grand avantage du traitement par les inhalations est de pouvoir atteindre facilement le mal et de pouvoir employer comme moyen topique, local, les substances qui, du reste, sont indiquées pour le traitement de l'affection générale qui cause ou qui complique le mal. C'est ainsi que lorsqu'on doit combattre une ulcération de cause arthritique, on se trouvera fort bien de l'usage du salicylate de soude, du bicarbonate de soude, du chlorate de potasse et autres. Lorsque l'affection reconnaît une origine herpétique, les eaux sulfureuses, l'iodure de potassium, les eaux arsénicales, l'acide phénique feront le plus grand bien. Lorsque la cause est syphilitique, les préparations mercurielles solubles, l'iodure de potassium dans des décoctions de salsepareille, gaïac, etc., guérissent promptement des cas où les moyens ordinaires échouent d'habitude.

Le grand avantage du traitement par les inhalations est qu'en même temps que le médicament agit localement, il est absorbé par la membrane muqueuse et de cette sorte l'estomac épargné est entièrement conservé aux fonctions digestives.

Polypes du nez.

La chirurgie n'est pas toujours maîtresse de détruire les excroissances polypeuses du nez : souvent elles sont placées si profondément que l'instrument du chirurgien ne peut y pénétrer, ce à quoi on doit attribuer la reproduction du polype un certain temps après l'opération tentée. Les inhalations guérissent cette affection, soit qu'on s'adresse à ce puissant moyen dès le commencement ou bien après que l'opération a été faite une première fois. Les médicaments indiqués sont les astringents végétaux ou minéraux : le perchlorure de fer, l'iode, le brome. Sept fois j'ai été assez heureux pour pouvoir les faire disparaître sans opération, et deux fois chez des enfants qui avaient déjà été opérés et où le mal s'était reproduit.

Épistaxis. — Saignement de nez.

Le saignement de nez, qui est une affection si commune et dont tant de gens sont atteints, n'est pas toujours exempt de danger, S'il est vrai que cet accident cède souvent à des moyens simples. il est vrai aussi que, parfois, on est forcé de faire intervenir l'art.

Le siège du mal n'est pas toujours le même et il n'est pas toujours donné au chirurgien de pouvoir l'atteindre. Dans ces cas, on fait usage d'injections caustiques, du tamponnement, moyens tous fort douloureux et qui n'offrent aucune garantie de sûreté, car souvent, après le tampon retiré, l'hémorragie recommence, mettant parfois le malade en danger sérieux. Au moyen des inhalations on est toujours maître de cet accident : les médicaments qu'on emploie sont les astringents végétaux ou minéraux et le plus souvent l'arnica ou le perchlorure de fer; avec la vapeur ce médicament pulvérisé arrive sur le point même de la lésion, où son action topique astringente produit un effet instantané. Il y a environ quatre mois, j'ai arrêté, chez un enfant agé de six ans, une hémorragie nasale qui durait depuis trois jours et qui n'avait pu céder aux cautérisations faites par un chirurgien aussi habile qu'expérimenté. Une inhalation de perchlorure de fer dans une solution concentrée de chlorure de sodium, pendant un quart d'heure, arrêta le mal qui ne s'est pas reproduit depuis.

Maladies de la cavité naso-pharyngienne et du pharynx.

Considérés au point de vue purement anatomique, le voile du palais et le pharynx ne font pas partie des voies respiratoires; ils appartiennent plutôt aux fonctions digestives : cependant les lésions dont ils sont le siège exercent une très grande influence sur la respiration. Il est en effet bien difficile qu'une inflammation du pharynx ne se propage pas vers les fosses nasales ou vers le larynx, de même que les affections du larynx font souvent sentir leur effet sur le pharynx. Pour combattre les lésions de ces organes, on se se sert habituellement de gargarismes; l'inconvénient de cette médication est que la substance dont on veut faire usage n'atteint pas toujours le point malade, que fort peu de personnes savent bien faire un gargarisme, que la douleur dont la maladie est le siège est augmentée par les mouvements plus ou moins violents que fait le patient, ce qui rend très difficile son application. Il n'en est pas de même des inhalations; le malade n'a qu'à ouvrir largement la bouche pour que le médicament arrive au point de la lésion ; dans ces cas il est essentiel que les mouvements respiratoires ne soient pas exagérés pour que l'action du remède ne se fasse pas sentir au delà du point malade où on veut le faire arriver ; on ne fera que des respirations ralenties, mais sans forcer. Les substances subdivisées à l'infini baignent toute la région où le mal se fait sentir, agissant comme une sorte de douche de vapeur. Par le moyen des inhalations, on peut faire usage de médicaments dont l'emploi serait presque impossible autrement, tels que l'azotate d'argent, l'iode, etc.

Pharyngite chronique, granuleuse, ulcéreuse.

L'inflammation chronique de la membrane muqueuse qui tapisse le pharynx reste bien rarement stationnaire, elle gagne de proche en proche le larynx, les cordes vocales participent à cet état et la voix s'en ressent, elle s'altère ; les granulations, les ulcérations du pharynx se retrouvent dans le larynx, ce qui donne à la voix un certain degré de raucité ; elle devient voilée ; des mucosités se déposent entre les cordes vocales ; le malade est forcé de tousser pour les expulser au dehors : à peine rejetées, elles se reforment de nouveau.

J'ai souvent guéri des pharyngites granuleuses qui avaient résisté aux cautérisations d'azotate d'argent, avec dix ou douze séances d'inhalations de chlorure de sodium (sel commun).

La pharyngite chronique, le catarrhe chronique du pharynx, est une des maladies les plus communes qui existent et dont on s'occupe le moins, témoins les chanteurs, les comédiens, les avocats, les agents de change, les orateurs, les prédicateurs, qui, tous en souffrent, après un temps plus ou moins long dans l'exercice de leurs fonctions. Il en est, et j'en ai vu plus d'un, qui, désespérés, étaient sur le point d'abandonner leur carrière.

En ce moment même, je donne des soins à un jeune associé d'agent de change qui, après avoir été cautérisé par un spécialiste distingué, a visité sans succès Royat, Cauterets, le Mont-Dore, et, désespéré, voulait abandonner sa brillante position ; il suit le traitement des inhalations depuis environ trois semaines et l'amélioration est tellement sensible qu'il ne tardera pas à reprendre ses occupations. Un professeur distingué du collège de Versailles était sur le point de demander sa retraite, après avoir obtenu plusieurs congés de traitement; lui aussi a été cautérisé par le même habile spécialiste, lui aussi a été aux eaux et rien ne l'a guéri, tandis que les inhalations lui font déjà le plus grand bien. C'est que le grand avantage des inhalations sur les autres moyens de traitement est qu'on les peut faire tous les jours, même deux fois par jour au besoin, tandis que le traitement des eaux ne dure qu'un certain temps insuffisant pour produire une amélioration durable.

Comme la membrane muqueuse du pharynx se continue sans interruption sur les organes qui l'avoisinent, les maladies qui en sont le siège se propagent facilement au larynx, à l'œsophage, à la bouche, aux cavités nasales, et même au conduit auditif, ce qui donne à la thérapeutique de cet organe une importance réelle. Il est, en effet, bien rare qu'une pharyngite dure pendant un certain temps sans que l'organe de la voix s'altère; j'ai très rarement vu une pharyngite qui ne fût accompagnée de laryngite, surtout et spécialement chez les gens qui font souvent et longtemps usage de la parole : les Anglais et les Américains donnent un nom spécial à la pharyngo-laryngite dont le clergé est si souvent atteint: *dysphonia clericorum, sore throat of clergymen*, tellement cette maladie est commune chez eux; mais, comme je l'ai déjà dit, elle est l'apanage forcé de tous ceux qui font un usage exagéré de l'organe de la voix.

Les médicaments qu'on met en usage avec les inhalations sont les eaux minérales de toutes sortes, celles de Royat, Mont-Dore, Cauterets, Uriage, Ems, toutes les eaux minérales arsénicales, sodiques, sulfureuses; les astringents tant minéraux que végétaux, l'arnica, l'opium, l'acide phénique, selon le cas, la cause de la maladie et les complications individuelles.

La pharyngite granuleuse, qui, de toutes, est la plus difficile à guérir, cède au traitement des inhalations de chlorate de potasse, alun, tanin, les eaux sulfureuses, les eaux d'Ems.

La pharyngite ulcéreuse cède aux inhalations de chlorhydrate d'ammoniaque, chlorate de potasse, eau de chaux, carbonate de soude, huile de térébenthine, etc.; mais, en même temps, on ne doit pas négliger le traitement interne indiqué pour combattre l'affection générale qui la complique ou qui en est la cause. La pharyngite croupeuse, la diphtérie cède aux inhalations alors que les gargarismes sont inutiles. Le traitement de cette affection par les inhalations s'est généralisé en Angleterre, aux Etats-Unis, en

Allemagne ; les auteurs étrangers sont remplis de cas de guérison au moyen des inhalations.

L'angine syphilitique cède facilement aux inhalations de chlorure de sodium et deuto chlorure de mercure ou iodure de potassium.

L'angine tonsillaire, l'engorgement chronique des amygdales, cette affection si commune, est le plus souvent du ressort de la chirurgie et on fait facilement l'opération de l'ablation des amygdales généralement sans danger ; cependant il n'en est pas toujours ainsi et je connais un chirurgien des plus distingués qui fait avec le plus grand succès des opérations très graves et qui paraît avoir la spécialité de manquer régulièrement celle de l'extirpation des amygdales ; je connais particulièrement cinq enfants qui ont eu beaucoup à souffrir des suites de son opération. Une de ces opérations même n'a été faite qu'à moitié, car une hémorrhagie telle se produisit, pendant l'opération, que les jours de l'enfant furent mis en danger et on dut cesser. Dans ces cas d'hémorragie, les inhalations avec le chlorure de sodium et le perchlorure de fer la font subitement cesser.

Le traitement par les inhalations évite l'opération des amygdales qui, comme on le voit, n'est pas toujours sans danger. Surtout chez les jeunes enfants délicats, l'opération ne doit être tentée qu'après avoir essayé pendant un certain temps le traitement par les inhalations.

L'hypertrophie des amygdales n'est pas sans avoir une grande influence sur l'organe de l'ouïe et sur la parole ; parfois chez les chanteurs une légère altération des amygdales suffit pour changer et modifier les sons. L'épaississement de la membrane muqueuse, le grossissement des glandes, diminuant et rendant plus étroit le conduit de l'air, produisent les sons plus bas, diminuent l'étendue de de la voix et son volume. Cependant, il ne faut pas croire que l'excision des amygdales guérisse toujours les altérations de la voix, qui, souvent, dépendent d'une toute autre cause, comme je le ferai voir plus loin.

Maladies du larynx.

Depuis la découverte du laryngoscope, le diagnostic des maladies du larynx est devenu aussi sûr que certain et rien ne peut échapper au médecin expérimenté dans le maniement de ce précieux instrument. Le traitement par les inhalations donne à la thérapeutique des affections du larynx un degré de certitude supérieur à tout autre; mais il ne faut pas croire que ce traitement soit aussi facile qu'il paraîtrait au premier abord. Ici le degré de la température de l'inhalation influe beaucoup, ainsi que le dosage du médicament : les respirations doivent être faites avec une certaine mesure; elles ne doivent pas être trop profondes lorsqu'on veut atteindre les cordes volales, car, pendant l'acte de l'inspiration profonde, les cordes vocales se séparent, s'éloignent l'une de l'autre et le médicament de l'inhalation passe entre elles; c'est donc une étude à faire sous la surveillance d'une personne expérimentée dans ce genre d'exercice. Certains points, qui sont difficiles à atteindre par les cautérisations même les plus habilement faites, sont facilement justiciables des inhalations. Il est très important que les inhalations soient bien faites, bien dirigées.

Laryngite aiguë.

Lorsque cette affection commence, à son début, les inhalations de chlorate de potasse avec la teinture pure d'opium, arnica et eau de laurier-cerise la maîtrisent après deux ou trois séances : quelquefois les inhalations avec une décoction de graine de lin, guimauve et pavot suffisent pour la faire disparaître.

Laryngite chronique.

Dans la laryngite chronique, l'usage des inhalations fait merveille; non seulement on atteint le point de la lésion, mais encore on agit contre l'inflammation qui tend à se propager aux parties voisines et plus particulièrement au pharynx. Les laryngites chroniques cèdent aux inhalations plutôt qu'à tout autre moyen; elles doivent toujours être préférées aux cautérisations locales avec le crayon de nitrate d'argent ou avec l'éponge imbibée d'iode, qui sont des moyens incertains, violents et qui, dans des mains inexpérimentées, peuvent faire beaucoup de mal. La laryngite chronique est le plus souvent compliquée de la pharyngite chronique, quand celle-ci n'en est pas la cause première; au moyen des inhalations, on combat en même temps les deux états pathologiques.

La première précaution est de bien établir le diagnostic de la lésion au moyen du laryngoscope et, une fois qu'il est bien déterminé, porter toute son attention sur le choix du médicament; c'est de son action que tout dépend.

A-t-on affaire à une affection récente, de courte durée, le malade est-il enroué, avec toux légère et peu d'expectoration, la gêne de la respiration pas trop fatigante; le laryngoscope n'accuse-t-il que les symptômes de l'inflammation chronique de la membrane muqueuse sans autres complications, on est sûr de devenir maître de cet état avec les inhalations d'alun, tanin, eau phéniquée, en très peu de temps. J'ai vu des enrouements chroniques diminuer d'intensité avec trois inhalations légèrement astringentes et être entièrement guéris en fort peu de temps.

Lorsque le malade, au lieu d'être enroué et d'avoir une toux sèche, est au contraire affecté d'une toux humide déterminée par des mucosités qui gênent la parole, la rendent difficile, forcent à tousser pour expectorer, ce sont les inhalations de chlorhydrate d'ammoniaque, de chlorure de sodium, d'arnica, de baume du Pérou, qui guériront cet état.

Si, au moyen du laryngoscope, on découvre des ulcérations de la membrane muqueuse intéressant celle-ci plus ou moins profondément, les inhalations de nitrate d'argent, de teinture d'iode, seront alors indiquées et on en fera usage avec avantage. Mais si le laryngoscope nous montre les cordes vocales ulcérées elles-mêmes et sérieusement compromises, il ne faudra pas compter que la voix reviendra entièrement comme elle était avant la maladie.

Les polypes laryngiens sont naturellement du ressort de la chirurgie, mais les hémorragies qu'ils occasionnent, les ulcérations qui les accompagnent, sont guéries au moyen d'inhalations faites avec des substances astringentes, végétales ou minérales, et le perchlorure de fer.

L'épaississement des cordes vocales, résultat d'un état inflammatoire chronique, cède la plupart du temps aux inhalations de teinture d'iode ou d'iodure de potassium.

Les cas d'aphonie complète existant depuis fort longtemps et où le laryngoscope ne montre pas une destruction d'une partie de la corde vocale sont traités avec succès au moyen des inhalations.

Les aphonies temporaires des orateurs et des chanteurs, l'enrouement chronique produit par les efforts, par l'abus de l'usage de l'organe, cèdent avec une grande facilité et promptement par l'usage des inhalations.

La laryngite croupale est traitée avec avantage par les inhalations. Barthez a publié plusieurs observations faites à l'Hôpital des enfants.

Les ulcérations syphilitiques du larynx cèdent par l'usage des inhalations mercurielles ou iodurées.

Pour le traitement des ulcérations du larynx, même chez les phtisiques, les inhalations sont d'un emploi très utile ; on fera alors usage de décoctions mucilagineuses, de pavot, auxquelles on ajoutera du tanin, de l'alun, de l'iode, selon le cas. Lorsque la toux est très gênante, les inhalations faites avec l'eau de laurier cerise, de l'opium, la calment facilement.

Enrouement. — Aphonie.

L'aphonie n'est pas une maladie à proprement parler ; c'est un symptôme qui est le résultat des différents facteurs qui, agissant sur la formation de la voix, ne fonctionnent pas d'une façon normale. Pour la formation d'un son, il faut le rapprochement des cartilages arythénoïdes, la tension des cordes vocales, et un courant d'air d'une certaine force, arrivant avec une certaine vitesse; du moment où l'un de ces trois facteurs est atteint d'une manière directe ou indirecte, la phonation laisse à désirer, la voix n'est pas normale. Dans le parcours de ce travail, j'ai déjà eu occasion de mentionner certaines affections qui ont une action directe sur l'altération de la voix; il me reste à considérer certains effets produits par l'état des cordes vocales elles-mêmes. La plus notable à considérer est l'aphonie hystérique due à une paralysie des cordes vocales reconnaissant pour cause l'état hystérique. J'ai eu plusieurs fois occasion d'observer ce phénomène. La première fois ce fut chez une jeune fille de vingt-deux ans, une fille de couleur, une mulâtresse, qui, avant de venir me demander conseil, avait suivi d'autres traitements. On l'avait, entre autres choses, cautérisée deux fois avec le nitrate d'argent; un autre lui avait touché les cordes vocales avec la teinture de noix vomique. L'examen par le laryngoscope ne me montrait aucune lésion, seulement, en essayant de parler, les cordes vocales restaient immobiles; ce ne fut qu'à la quatrième séance d'inhalations qu'en questionnant la malade je pus avoir des indices sur la cause de son étrange affection; je continuais les inhalations toniques, mais en faisant en même temps usage de l'électricité. Trois mois après, elle était entièrement guérie de l'aphonie et de l'hystérie. Depuis, j'ai eu occasion de voir neuf cas d'aphonie reconnaissant la même cause. Un refroidissement subit peut aussi produire l'aphonie; les inhalations faites avec le chlorhydrate d'ammoniaque dissous dans une infusion de tilleul ou de douce-amère, en même temps que l'usage des bains de vapeur, combattent facilement ce mal. Une grande fatigue produite par l'abus de la parole, les cris, sont aussi une cause d'aphonie qui cède aux inhalations de laurier-cerise et à l'électricité.

La toux nerveuse, convulsive, la coqueluche cèdent avec l'usage des inhalations d'opium, d'arnica, d'eau de laurier-cerise, dans des décoctions émollientes et aromatiques.

Affections de la trachée et des bronches.

Que les liquides pulvérisés pénètrent avec la vapeur dans la trachée et les bronches, cela est mis hors de doute par l'expérience journalière faite depuis des années; il s'agit d'acquérir la pratique, la manière de faire; les mouvements respiratoires doivent être faits avec une certaine force de manière à faciliter l'entrée de la vapeur conduisant le liquide atomisé; plus l'inspiration est profonde et plus l'ouverture de la glotte est accentuée et laisse le passage libre.

La bronchite aiguë, la trachéite cèdent à l'usage d'inhalations d'infusion de tilleul dans laquelle on fait dissoudre de l'hydrochlorate d'ammoniaque, ajoutant quelques gouttes de teinture pure d'opium. Quelques inhalations suffisent pour faire disparaître les phénomènes inflammatoires locaux.

Le catarrhe bronchique ou *bronchite chronique* à tous ses degrés et sous ses différentes formes, cède avec les inhalations mieux qu'avec tout autre moyen.

Lorsqu'il ne s'agit que d'une bronchite *commençante*, caractérisée par une légère irritation de la membrane muqueuse qui tapisse les bronches, que la toux est légère, l'expectoration aisée et pas trop copieuse, que la percussion ne montre aucune anomalie, qu'à l'auscultation on ne constate que le râle muqueux à grosses bulles, dans ce cas les inhalations émollientes faites avec une décoction de guimauve et pavot avec addition d'alun, de tanin, d'arnica, etc., feront merveille.

Lorsque la bronchite prend la forme du catarrhe sec, que l'expectoration est difficile, que les mucosités restent collées sur la membrane muqueuse, que le malade est forcé de tousser longtemps avant de parvenir à les rejeter, à un tel point que, lorsque la toux le prend pendant les repas, après avoir bu, il est forcé de rendre le contenu de l'estomac par la force de la toux, alors les inhalations de décoction de douce-amère avec addition de glycérine chimiquement pure et de chlorure de sodium seront indiquées; si la toux continue avec une certaine intensité, on ajoutera la teinture pure d'opium, de senega, d'aconit, de jusquiame, de ciguë, qui, dans ces cas, soulagent toujours.

Lorsque, au contraire, au lieu de la bronchite sèche, du catarrhe sec, on a à traiter des malades chez lesquels l'accumulation des mucosités est tellement abondante que, sans le moindre effort, ils les rendent, que l'état atonique de la membrane muqueuse est tel qu'elle secrète continuellement une quantité énorme d'une matière verdâtre, jaunâtre, dans ces cas, c'est aux inhalations toniques astringentes qu'il faut s'adresser et faire usage de la décoction de quinquina jaune, de feuilles de noyer, d'écorce de chêne avec addition de tanin, d'alun, etc. ; c'est dans ces cas encore que les inhalations résineuses de térébenthine, baume du Pérou, feront énormément de bien, de même que les inhalations d'eau phéniquée.

Les mêmes inhalations devront être employées dans les cas assez communs où, à la suite de contraction, de rétraction du tissu conjonctif interstitiel, ou de l'atonie de la membrane muqueuse bronchique, il se produit un élargissement du conduit des bronches, la bronchiectasie.

Lorsqu'on a eu une fois une bronchite, qu'elle a été négligée ou mal soignée, qu'elle est devenue chronique, le malade a une prédisposition à acquérir de nouvelles bronchites qui viennent compliquer la première, rendant la guérison plus difficile et c'est ainsi que les catarrheux en arrivent à être forcés d'éviter tout contact violent de l'air, tout courant d'air un peu fort, car immédiatement, ils sont repris d'une recrudescence de leur mal. La présence continuelle de ces mucosités dans les bronches produit une certaine gêne de la respiration et les malades en arrivent à ne pas pouvoir remuer et encore moins sortir, pour ne pas avoir à monter les escaliers. C'est à cet état qu'on a donné le nom de bronchite asthmatique. Cette condition asthmatique, cette gêne de la respiration, produite par la présence des mucosités, fait que les malades sont forcés de faire de grands efforts pour faire pénétrer l'air dans le poumon ; mais une fois que cet air a pénétré jusqu'aux alvéoles, la fatigue du malade d'un côté et la présence des mucosités de l'autre font que cet air qui a pénétré reste stationnaire ; il élargit alors les alvéoles pulmonaires au delà de la mesure ; celles-ci, ne pouvant se vider, perdent peu à peu la force de se contracter et leur élasticité ; c'est à cet état de dilatation des alvéoles qu'on a donné le nom d'emphysème pulmonaire. L'emphysème pulmonaire vient donc, le plus souvent, compliquer la bronchite asthmatique. La conséquence immédiate de cet état sur l'organisme général est facile à prévoir : c'est l'anémie consécutive secondaire dans toute sa force. En effet, l'air contenu dans les alvéoles, qui est celui mis en contact avec le sang pour vivifier celui-ci pendant l'acte de la respiration, ne pouvant être facilement renouvelé parce qu'il y reste enfermé par suite du manque d'élasticité des alvéoles pour se vider, est plus riche en acide carbonique qu'en oxygène, puisque l'air extérieur arrive à peine jusqu'à lui. Le sang manque donc de son aliment naturel, c'est-à-dire l'oxygène de l'air ; il ne peut donc, lui à son tour, porter dans les tissus qu'un sang appauvri, manquant des qualités nutritives qu'il doit avoir pour entretenir les forces. D'un autre côté, nous savons que chaque respiration normale conduit dans le poumon cinq cents grammes d'air dont le tiers est rejeté au dehors, et les deux tiers restants viennent seulement se joindre à l'air alvéolaire pour alimenter le sang. Mais nous voyons que le catarrheux emphysémateux ne peut pas introduire dans ses alvéoles cette quantité d'air, parce que les bronches sont obstruées ; plus encore, il se croit forcé de rester chez lui, de ne pas sortir, de ne pas même ouvrir les fenêtres pour ne pas prendre froid, l'air qu'il respire est un air enfermé, vicié ; la respiration, c'est-à-dire l'alimentation du sang, se fait donc dans les plus mauvaises conditions qu'il soit possible de trouver. L'emphysémateux compliqué de bronchite chronique est donc forcément anémique.

Les moyens ordinaires employés pour traiter ces pauvres malades sont à un tel point insuffisants que, depuis longtemps, ils sont classés dans la catégorie des incurables, et ils se l'entendent tellement et si souvent répéter par les hommes de la science, qu'ils en arrivent à être convaincus eux-mêmes et se résignent à continuer leur triste existence avec la ferme conviction qu'on ne peut porter de soulagement à leurs souffrances.

Le nombre de ces malheureux est tel qu'il n'y a pas de jour que je n'aie occasion d'en voir de nouveaux cas, ou que je ne reçoive des lettres me demandant si réellement je guéris la bronchite asthmatique emphysémateuse ? Or la réponse est claire : par le moyen des inhalations combinées avec les respirations d'air oxygéné faites avec mon appareil pneumo-thérapique, J'ARRIVE SOUVENT A GUÉRIR CETTE PÉNIBLE MALADIE ET TOUJOURS A LA SOULAGER.

L'explication de ce fait, du pourquoi je soulage et je guéris ces malades, est toute mathématique. Si on examine un de ces malheureux quand il respire, on se rendra facilement compte de ce qui se passe dans les alvéoles pulmonaires ; le thorax se remue d'une pièce de bas en haut ; pendant le mouvement d'inspiration les côtes s'éloignent à peine les unes des autres, elles ne bougent pas ; si, avec un centimètre, on mesure la dilatation du thorax pendant le mouvement d'inspiration, on la trouve nulle, c'est-à-dire que, l'air ne pénétrant pas profondément, le poumon ne se dilate pas, le malade happe l'air plutôt qu'il ne respire. Avec le traitement combiné de la pneumothérapie et des inhalations, qu'est-ce que je fais? Pour faciliter le mouvement d'inspiration j'augmente légèrement le poids de la cloche à inspirer, qui est remplie d'air oxygéné, plus ou moins, selon le cas; d'un autre côté, pour faciliter le mouvement d'expiration qui est celui qui est déficientchez l'emphysémateux, je prépare la cloche à expiration, qui est vide, d'une telle manière que les contre-poids, qui sont au dehors, produisent une force de traction telle, que la moindre parcelle d'air y pénétrant la met en mouvement avec une force égale à la force de traction. Cette force de traction se calcule en additionnant la somme des poids et soustrayant le poids de la cloche; ce qui reste représente la force avec laquelle l'appareil fait sortir l'air existant dans les bronches et expulsé dans le récipient ou cloche. L'appareil ainsi préparé, le malade doit faire des mouvements d'inspiration et d'expiration aussi prolongés que possible; il doit être debout et respirer la bouche ouverte dans un masque contenant le nez et la bouche, masque qui est en relation directe avec les deux cloches au moyen de deux tubes en caoutchouc. Pressant un piston qui permet la sortie du mélange d'air oxygéné qui remplit la cloche, celui-ci pénètre dans les bronches aussi loin que faire se peut; le malade laisse alors aller ce piston, cessant de presser dessus, et fait le même mouvement sur un autre piston qui le met en communication avec la cloche vide pendant qu'il fait l'expiration. A peine l'air expiré pénètre-t-il dans la cloche vide que celle-ci se met en branle et monte tirée par les poids; le malade alors, sans faire aucun effort qui le fatigue, doit prolonger le mouvement d'expiration aussi loin que possible; or, comme ses bronches sont en contact direct avec le récipient, que celui-ci se meut en raison de la force de traction exercée par les poids, que cette force se communique de proche en proche, il s'ensuit que cette force de traction exerce son action sur les bronches qui, mises en mouvement et comprimées, déplacent les mucosités qui y sont contenues. Ces mucosités détachées et déplacées, sont bientôt rejetées au dehors par un mouvement d'expectoration. Cet exercice continué pendant un certain temps doit nécessairement vider les bronches des corps étrangers qui obstruent le passage de l'air; ce moment arrivé, rien ne s'oppose à ce que la force de traction de l'appareil parvienne à se faire sentir sur les ultimes ramifications pulmonaires, les alvéoles, les forçant à se contracter, et c'est en effet ce qui arrive, ce que nous pouvons constater chaque jour.

A ce puissant moyen mécanique, j'ajoute l'effet produit par les inhalations qui agissent localement, facilitant l'éloignement des mucosités par l'expectoration; sur la membrane muqueuse elle-même, en diminuant les sécrétions qu'elle produit, changeant sa nature tantôt atonique, tantôt inflammatoire; et enfin sur l'organisme général, en m'adressant à la cause cachectique qui produit, domine et entretient le mal. En effet, la bronchite chronique peut se produire chez un herpétique, chez un athritique, chez un goutteux, et l'état cachectique individuel entretient la maladie. C'est pour cela que nous voyons tous les jours certaines bronchites être soulagées dans les stations thermales sulfureuses, telles que Saint-Sauveur, Uriage, Cauterets; d'autres dans les stations arsénicales, telles que Mont-Dore, la Bourboule; d'autres au moyen des eaux chlorurées sodiques telles que Royat, Ems; c'est que chacune de ces eaux agit sur la diathèse individuelle sur laquelle est implantée la maladie, plutôt que sur la maladie elle-même.

Avec mes inhalations, je cherche à imiter la nature en faisant prendre à chaque malade séparément le médicament que je considère indiqué. Mais mes efforts ne s'arrêtent pas encore là. Ayant observé que chez certains malades le défaut d'élasticité des alvéoles prend une forme paralytique, que chez d'autres leur état est compliqué par des contractions nerveuses des bronches, qui augmentent les souffrances asthmatiques, je cherche à agir sur le nerf de la respiration, le pneumo-gastrique, au moyen de l'électricité.

Pour me résumer, le traitement que je fais suivre aux malades atteints de bronchite chronique asthmatique compliquée d'emphysème consiste :

1° A agir d'une manière mécanique sur le poumon au moyen de la gymnastique pulmonaire faite à l'aide de l'appareil pneumo-thérapique dans le but d'augmenter la cavité thoracique et faciliter les mouvements de cet organe ;

2° Aider à ce moyen-mécanique en agissant sur la membrane muqueuse des bronches au moyen des inhalations;

3° Combattre la diathèse individuelle qui complique l'affection;

4° Agir contre les manifestations paralytiques du pneumogastrique au moyen de l'électricité ;

5° Enfin, agir sur l'alimentation du sang au moyen de l'air oxygéné, pour combattre l'anémie consécutive due à la maladie.

Voici expliqué le pourquoi je guéris cette maladie réputée

incurable et les moyens que j'emploie pour y arriver. Ces moyens sont d'une incontestable logique et à la portée de tout le monde.

Le traitement ordinaire par les médicaments absorbés par l'estomac est non seulement insuffisant, mais nuisible, parce que l'action de ces substances sur l'estomac trouble les fonctions digestives, ce qui augmente l'anémie.

Le traitement des stations thermales, qui est bon, est insuffisant, parce que son action n'est pas durable; elle cesse aussitôt que le malade en reste éloigné pendant quelque temps.

Le traitement que je fais suivre est le complément du traitement thermal.

Il a le grand avantage de pouvoir être suivi en toutes saisons sans déplacement, et de faire usage de tous les médicaments qui se trouvent autrement indiqués pour combattre les maladies que le médecin doit traiter.

Sur la méthode ordinaire, qui consiste à employer des substances plus ou moins caustiques localement et à faire absorber des drogues par l'estomac, le traitement par les inhalations doit avoir la préférence, parce que l'action du médicament peut être facilement contrôlée par tous, par le médecin aussi bien que par le malade; on peut reconnaître que le médicament étant facilement absorbé par la membrane muqueuse, l'estomac épargné, reste intact pour les fonctions de nutrition qu'il doit remplir.

En dehors des inhalations des liquides pulvérisés, je fais aussi inhaler des vapeurs, des gaz; les vapeurs émollientes, aromatiques, toniques, narcotiques, produisent d'admirables résultats lorsque d'ailleurs elles sont indiquées, et cela sans fatiguer le malade.

Les vapeurs d'iode, de térébenthine, de goudron, agissent à merveille chez certains poitrinaires à différentes périodes de la maladie.

L'iodure de potassium, l'hydrochlorate d'ammoniaque, à l'état naissant, administrés comme inhalations, sont d'une grande utilité dans le traitement des affections asthmatiques, les toux nerveuses, la coqueluche.

En finissant je tiens à constater que, dans cette brochure, je ne fais que chercher à vulgariser un traitement qui jouit d'une grande réputation à l'étranger par les résultats qu'on en obtient dans son application journalière, et dont on se prive en France, sans que je

puisse m'en expliquer le motif, car pour le malade il est commode
à suivre, il lui évite les dangers auxquels il est exposé avec d'autres
médications ; il guérit dans un temps relativement court sans
aucune espèce de souffrance ; pour le médecin, il est facile à pres-
crire et à surveiller, il lui évite l'usage de drogues qui, lorsqu'elles
ne sont pas inutiles, font trop souvent plus de mal que de bien,
ce qui est contraire à l'humanité.

D^r Ch. BELOT de REGLA.

24, AVENUE WAGRAM.